Freidora De Aire

Una guía completa para perder peso con recetas fáciles
para freidoras y recetas útiles para el día a día

*(Recetas simples y deliciosas para principiantes y usuarios
avanzados)*

I0146513

Jorge-Luis Narvaez

TABLA DE CONTENIDOS

Capítulo 1: Cambiar A Una Freidora De Aire Puede Ayudar A Perder Peso.

Además de tener un alto contenido de grasa, los alimentos fritos también tienen un alto contenido de calorías y pueden contribuir al aumento de peso. Un estudio de 6 6 .10 8 2 adultos españoles encontró una asociación entre consumir más alimentos fritos y un mayor riesgo de aumento de peso. Si desea perder peso, reemplazar los alimentos fritos con alternativas fritas al aire puede ser un buen lugar para comenzar. Con nueve calorías por gramo, la grasa contiene el doble de calorías por gramo que los macronutrientes como las proteínas y los carbohidratos.

Dado que los alimentos fritos al aire tienen menos grasa que los alimentos fritos, cambiar a una freidora puede ser una forma sencilla de reducir las calorías y aumentar de peso.

Las freidoras de aire pueden reducir el desarrollo de mezclas destructivas.

Aunque es rica en grasas y calorías, la fritura puede dar lugar a mezclas arriesgadas como la acrilamida. La acrilamida es un compuesto que recubre los alimentos ricos en almidón durante las técnicas de cocción a altas temperaturas, como la parrilla. De acuerdo con la Oficina Global para la Detección de Crecimiento Maligno, la acrilamida ha sido denominada "carcinógeno razonable", lo que significa que algunas pruebas muestran que la acrilamida puede estar relacionada con la progresión de la enfermedad. Aunque se combinaron los resultados, algunas pruebas encontraron una asociación entre la acrilamida en la dieta y un mayor riesgo de malignidad en los riñones, el endometrio y los ovarios.

La acción de Air-Fry que interfiere con una freidora puede ayudar a reducir la acrilamida en los alimentos fritos. De hecho, un estudio encontró que la fritura al aire redujo la acrilamida en un 90 % en comparación con la fritura normal. Por lo tanto, es necesario tener en cuenta que aún se pueden formar otras mezclas peligrosas durante el procedimiento de tostado al aire. Los aldehídos, las aminas heterocíclicas y los hidrocarburos aromáticos policíclicos son, en general, materiales sintéticos de alto riesgo concebibles adicionales que se forman a altas temperaturas de cocción y pueden estar asociados con un mayor riesgo de crecimiento de tumores malignos.

Se espera que más investigaciones determinen cómo la fritura al aire afecta la disposición de estas mezclas.

Berenjenas Rellenas A La Griega.

Ingredientes:

- 2 taza de espinacas frescas
- 4 cucharadas de pimiento rojo picado
- 1 taza de queso feta desmenuzado.
- 2 berenjena grande
- 4 cucharadas de mantequilla sin sal
- 1/2 de cebolla amarilla mediana picada
- 1/2 de taza de corazones de alcachofa picados

Direcciones:

1. Cortar la berenjena por la mitad a lo largo. Sacar la pulpa con una cuchara, dejando lo suficiente en el interior para que la cáscara quede intacta.
2. Coger la berenjena sacada, picarla y reservarla.
3. En una sartén mediana a fuego medio, añade la mantequilla y la cebolla.

4. Saltear de 10 a 15 minutos hasta que la cebolla empiece a ablandarse.
5. Añadir la berenjena picada, las alcachofas, las espinacas y el pimiento.
6. Continuar la cocción durante 10 minutos hasta que los pimientos se ablanden y las espinacas se marchiten.
7. Retirar del fuego e incorporar suavemente el queso feta.
8. Colocar el relleno en cada cáscara de berenjena y colocar en la cesta de la freidora de aire.
9. Ajustar la temperatura a 350ºF y freír al aire durante 35 a 40 minutos hasta que estén tiernas.

Servir caliente.

Rack De Cordero A Las Hierbas

- 2 ¾ libras costillar de cordero
- 2 cucharada de mantequilla
- 2 diente de ajo
- Sal
- 2 huevo
- 1 taza de pan rallado panko
- 2 cucharada de tomillo fresco
- 2 cucharada de romero fresco
- Pimienta negro

1. Diente de ajo, finamente picado, mantequilla, derretida.
2. Tomillo, romero picado.
3. En un tazón, mezcle la mantequilla, el ajo, la sal y la pimienta negra.
4. Cubra el costillar de cordero uniformemente con la mezcla de ajo.
5. En un plato hondo, bata el huevo.
6. En otro plato, mezcle el pan rallado y las hierbas.
7. Sumergir el costillar de cordero en huevo batido y luego, rebozar con la mezcla de pan rallado.
8. Ajuste la temperatura de la freidora a 250 grados F. Engrase una cesta de la freidora.
9. Coloque el costillar de cordero en la cesta de la freidora preparada.
10. Freír al aire durante unos 45 a 50 minutos y luego 10 minutos más a 6 90°F.
11. Retire de la freidora y coloque el costillar de cordero en una tabla de cortar durante unos 10 minutos.

12. Con un cuchillo afilado, corte el costillar de cordero en chuletas individuales.
13. Sirve y disfruta.

Gachas De Avena Y Chia

Ingredientes:

- 2 taza de semillas de chía
- 8 tazas de leche
- 4 tazas de avena
- 4 cucharadas de mantequilla de maní
- 2 cucharada de mantequilla, derretida
- 8 cucharadas de miel

Método:

1. Precaliente el horno de la freidora a 6 90 grados F (unos 2 99 ºC).
2. Ponga la mantequilla de maní, la miel, la mantequilla y la leche en un tazón y revuelva para mezclar.
3. Agregue la avena y las semillas de chía y revuelva.
4. Transfiera la mezcla a un recipiente y hornee en el horno de freidora durante 10 minutos.
5. Dar otro revuelo antes de servir.

Risotto Rancho De Parmesano

- 2 cucharada de mantequilla sin sal
- 2 cucharada de aceite de oliva
- 2 cebolla, picada
- 1 taza de queso parmesano, rallado
- 4 tazas de caldo de pollo, hirviendo
- ¼ taza de arroz Arborio
- 2 diente de ajo picado

Método:

1. Ajuste la temperatura del horno de la freidora a 450 grados F.
2. Engrase un molde para hornear redondo con aceite de oliva y agregue el ajo, la mantequilla y la cebolla.
3. Transfiera la lata al horno de freidora y hornee por 10 a 15 minutos.
4. Agrega el arroz y hornea por 8 minutos más.
5. Encienda el horno de la freidora a 350 grados F y vierta el caldo de pollo.
6. Tape y hornee por 22 minutos.

7. Espolvorea con queso y sirve.

Rollos De Pavo Con Canela

- 6 cucharadas de perejil fresco
- 4 cucharadas de aceite de oliva
- 2 cebolla roja pequeña
- 2 diente de ajo
- Sal
- 2 libra de filete de pechuga de pavo
- 2 1 cucharadita de comino molido
- 2 cucharadita de canela molida
- 1 cucharadita de chile rojo en polvo

1. Diente de ajo, triturado.
2. Perejil, cebolla morada, finamente picada
3. Coloque el filete de pavo en una tabla para cortar.
4. Con cuidado, corte horizontalmente a lo largo de aproximadamente ⅓ del camino desde la parte superior, deteniéndose aproximadamente a 1/2 de pulgada del borde.
5. Abra esta parte para tener un filete largo.
6. En un tazón, mezcle el ajo, las especias y el aceite.
7. En una taza pequeña, reserve aproximadamente 2 cucharada de la mezcla de aceite.
8. En la mezcla de aceite restante, agregue el perejil y la cebolla y mezcle bien.
9. Ajuste la temperatura de la Air Fryer a 450 °F Engrase una cesta de la Air Fryer.
10. Cubra el lado abierto del filete con la mezcla de cebolla.

11. Enrolle el filete con fuerza desde el lado corto.
12. Con una cuerda de cocina, ate el rollo a intervalos de 2 -2 1 pulgadas.
13. Cubra el lado exterior del rollo con la mezcla de aceite reservada.
14. Coloque el rollo en la canasta preparada de la freidora de aire.
15. Freír al aire durante unos 70 a 80 minutos.
16. Retire de la freidora y coloque el rollo de pavo en una tabla de cortar durante unos 20 minutos antes de cortarlo.
17. Con un cuchillo afilado, corte el rollo de pavo en rebanadas del tamaño deseado.
18. Sirve y disfruta.

Frittata Saludable De Espárragos

- 8 huevos; batido
- Spray para cocinar
- 8 cucharadas de leche
- Sal y pimienta negra al gusto
- 20 puntas de espárragos; al vapor
- 4 cucharadas de parmesano; rallado

1. En un tazón; mezcle los huevos con queso parmesano, leche, sal y pimienta y bata bien.
2. Caliente su freidora de aire a 250°C y engrásela con aceite en aerosol.
3. Agregue los espárragos, agregue la mezcla de huevos; revuelva un poco y cocine por 10 minutos.
4. Divida la frittata entre los platos y sirva para el desayuno.

Muffins De Aguacate Y Arándanos

- 500 g de arándanos
- 900 g de harina de almendras
- 2 cucharadita de bicarbonato de sodio
- ¼ cucharadita de sal
- 4 huevos
- 4 aguacates maduros, pelados, sin hueso, machacados
- 500 ml de yogur griego natural
- 4 cucharadas de Stevia líquida
- 2 cucharadita de extracto de vainilla

Para La Cobertura De Streusel:

- 8 cucharadas de mantequilla, ablandada
- 8 cucharadas de harina de almendras
- 4 cucharadas de edulcorante Truvia

1. Prepare la cobertura de streusel mezclando Truvia, harina y mantequilla hasta formar una mezcla desmenuzable.
2. Coloque esta mezcla en el congelador por un tiempo.
3. Mientras tanto, prepare los muffins tamizando la harina, el polvo de hornear, el bicarbonato de sodio y la sal y reserve.
4. Agregue aguacates y Stevia líquida a un tazón y mezcle bien.
5. Agregando un huevo a la vez, continúa batiendo.
6. Agregue el extracto de vainilla y el yogur y vuelva a batir.
7. Agregue la mezcla de harina poco a poco y mezcle bien.
8. Agregue los arándanos a la mezcla y dóblelos suavemente.
9. Vierta la masa en moldes para muffins engrasados, luego agregue la mezcla hasta que estén medio llenos.
10. Espolvoree la mezcla de cobertura de streusel sobre la mezcla de

muffins y coloque los moldes para muffins en la cesta de la freidora.

11. Hornee en la freidora de aire precalentada a 250 °C durante 20 a 25 minutos.

12. Retire los moldes para muffins de la freidora y déjelos enfriar.

13. Enfríe completamente y luego sirva.

Rollitos De Jamón

- 2 hoja de hojaldre
- 8 cucharaditas de mostaza
- 8   puñados de queso gruyere, rallado
- 16 rebanadas de jamón, picadas

1. Estire la masa de hojaldre sobre una superficie de trabajo, divida el queso, el jamón y la mostaza, enróllelo bien y córtelo en rodajas medianas.
2. Coloque todos los rollos en la freidora y cocine durante 20 minutos a 250 °C.
3. Divida los panecillos entre los platos y sirva para el desayuno.

Hamburguesa De Ternera Con Mijo

- 4 tazas de carne molida
- 2 taza de harina de mijo
- 6 huevos
- 2 cucharada de ajo en polvo
- 2 cucharadita de pimienta negra
- 2 cucharadita de tomillo

1. Precaliente su freidora de aire a 350 ºF.
2. Combine todos los ingredientes excepto el aceite de oliva en un recipiente para mezclar.
3. Engrase un plato resistente al calor con aceite de oliva.
4. Vierta la mezcla en el plato y forme empanadas, pero presione hacia abajo con una cuchara.
5. Cocine por 25 a 30 minutos.
6. Sirve y disfruta.

Hamburguesas

Ingredientes:

- 4 tomates en rodajas
- 2 cabeza de lechuga
- "Ketchup" para aderezar
- 8 bollos
- 8 tazas de carne picada magra de ternera
- Sal al gusto
- 8 rebanadas de cualquier queso
- Pimienta negra al gusto

Direccioncs:

1. Deje que la freidora de aire se precaliente a 450ºF.
2. En un bol, añada la carne picada magra, la pimienta y la sal.
3. Mezclar bien y formar las tortas de hamburguesas.
4. Ponerlas en la freidora de aire en una sola capa, cocinar durante 12 minutos, darles vuelta a mitad de camino.

5. 2 minuto antes de sacar las hamburguesas, añade el queso por encima.
6. Cuando el queso esté derretido, sácalo de la freidora.
7. Añade ketchup o cualquier aderezo a los panecillos; añade tomates, lechuga y hamburguesas.
8. Servir caliente.

Papas Dulces Caseras

Ingredientes:

- -2 cdta ajo en polvo
- -8 cdas aceite de oliva
- -2 cdta sal
- 8 raciones
- -6 patatas medianas
- -2 cdta pimentón dulce
- -2 cdta tomillo

Instrucciones:

1. -Lavar las patatas y ponerlas en una bolsa con cremallera en forma de cuña, dejando su piel.
2. -Mezclar todas las especias con aceite de oliva en un bol para hacer una pasta.
3. -Añadir la pasta formada a las patatas, cerrar la bolsa Zip y moverla con la mano hasta que se sumerjan todas las patatas.

4. -Sacar las patatas de la bolsa y esparcirlas en la bandeja rejilla de la freidora.

5. -Selecciona la opción de freír patatas en la freidora, pero cámbiala a solo 25 a 30 minutos.

6. Presione el botón de precalentamiento.

7. -Una vez finalizado el precalentamiento, introducir la bandeja que contiene las patatas y dejar que se complete el programa, si las patatas se esparcen bien sin acumulación, no es necesario revolver.

8. ¡Añadir sal y disfrutar de inmediato!

Muffins De Huevo De Oliva

2 cucharada de perejil fresco picado
2 /8 taza de queso parmesano rallado
4 huevos
8 claras de huevo
Pimienta y sal
1/4   taza de aceitunas picadas
1/4   taza de cebolla picada
1/2   taza de tomates cortados en cubitos
1 taza de leche de almendras

Direcciones:

1. Vierta todos los ingredientes en un bol y revuelva bien.
2. Vierta la mezcla de huevo en los moldes de silicona para muffins.
3. Coloque moldes para muffins en la freidora.
4. Cocine a 450 F durante unos 40 minutos.
5. Sirve y disfruta.

Dip De Patata Dulce

Ingredientes

- 4 2 dientes de ajo
- 1/2 de cucharadita de pimentón ahumado
- 1/2 de cucharadita de comino
- 1 cucharadita de lima
- 4 batatas medianas, peladas y picadas
- 1 taza de garbanzos enlatados, escurridos
- 2 cucharada de aceite de oliva
- Sal y pimienta para probar
- 4 cucharadas de pasta de tahini

Procedimientos:

1. Coloque las papas en el recipiente de su freidora, rocíe con aceite y cocínelas a 450 °F durante 25 a 30 minutos, enfríelas, póngalas en su procesador de alimentos y tritúrelas bien.

2. Agregue el tahini, el ajo, los frijoles, el jugo de limón, el comino, el pimentón ahumado y el aceite restante, mezcle muy bien.
3. Sazone con sal y pimienta, pulse una vez más, sirva con cualquier pan plano de su elección y disfrute.

Super Berenjena Stromboli

- 2 diente de ajo picado
- 2 cucharada de mantequilla
- 2 huevo batido
- 2 masa de pizza (descongelada si originalmente estaba congelada)
- 2 cucharadita de albahaca seca o fresca
- 4 tazas de queso mozzarella
- 2 berenjena, cortada en trocitos
- 2 1 tazas de salsa para pizza

1. Precaliente su freidora de aire a 450 ºF.
2. Estirar la masa de pizza.
3. Coloque la salsa, la albahaca, el queso, la berenjena y el ajo dentro de la corteza.
4. Enrolle la corteza de un lado a otro.
5. Pintar con el huevo batido.
6. Coloque en la cesta de la freidora y fría durante 45 a 50 minutos o hasta que estén doradas y crujientes.
7. Sirve y disfruta.

Quiche De Camarones

- 2 cucharadita de hierbas provenzales
- 1-5 cucharadita de sal kosher
- 2 cucharadita de pimienta negra
- 4 cucharaditas de aceite vegetal
- 8 huevos grandes
- 8 onzas de camarones crudos, picados
- 2 taza de queso parmesano o suizo rallado
- 1/2 taza de cebollines picados
- 1 taza mitad y mitad
- 2 cucharadita de pimentón dulce ahumado

Método:

1. Precaliente el horno de la freidora a 450 grados F. Engrase generosamente un molde para hornear redondo con lados de 8 pulgadas con aceite vegetal.
2. En un tazón grande, mezcle los huevos y la mitad y mitad.

3. Agregue los camarones, ¾ de taza de queso, las cebolletas, el pimentón, las hierbas provenzales, la pimienta y la sal.

4. Revuelva con un tenedor para combinar bien.

5. Vierta la mezcla de huevo en el molde preparado.

6. Coloque la sartén en el horno de la freidora y hornee por 35 a 40 minutos.

7. Después de 30 a 35 minutos, espolvorea el 1/2 de taza de queso restante encima y hornea durante los 5 a 10 minutos restantes, o hasta que el queso se haya derretido, los huevos estén listos y un palillo insertado en el centro salga limpio.

8. Sirva la quiche caliente.

Deliciosos Rollos De Huevo

- 2 cucharadita de mantequilla
- 2 cucharadita de cebollín
- 1 cucharadita de sal
- 8 huevos
- 4 cucharadas de agua, hervida, caliente
- 12 cucharadas de harina de coco
- 2 cucharada de aceite de oliva
- 2 cucharadita de pimentón

Método:

1. Ponga la harina de coco en el recipiente y agregue sal y agua hervida caliente.
2. Mezclar bien y amasar la masa suave.
3. Ahora, deja reposar la masa.
4. Mientras tanto, rompa los huevos en el recipiente y agregue las cebolletas y el pimentón.
5. Bátelo con la ayuda de un batidor de mano.
6. Luego echa la mantequilla en la sartén y precaliéntala bien.

7. Vierta la mezcla de huevo en la mantequilla derretida en forma de panqueque.

8. Luego cocine el panqueque de huevo durante 1-5 minuto por cada lado.

9. Ahora, retira la tortita de huevo cocida y trocéala.

10. Enrolle la masa preparada y córtela en 10 a 15 cuadrados.

11. Ponga huevos picados en los cuadrados de masa y enróllelos en forma de palitos.

12. Luego cepille los rollos de huevo con aceite de oliva.

13. Precaliente la freidora de aire a 450 grados F.

14. Coloque los rollos de huevo en la canasta y transfiera la canasta a la freidora.

15. Cocine el plato durante 8 minutos.

16. Servir el plato caliente.

Deliciosas Tiras De Pollo

- 1 cucharadita de sal
- 2 cucharada de mantequilla
- 2 cucharada de crema
- 2 libra de filete de pollo, cortado en tiras
- 1 cucharadita de pimienta negra molida
- 2 cucharadita de pimentón

Método:

1. Espolvorea las tiras de pollo con pimienta negra molida y sal.
2. Luego precaliente la freidora a 6 100 grados F.
3. Ponga mantequilla en la bandeja de la canasta de la freidora y agregue las tiras de pollo.
4. Cuece las tiras de pollo durante 10 a 15 minutos.
5. Luego voltea las tiras de pollo para otro lado y cocínalas por 10 minutos más.

6. Ahora, espolvorea las tiras de pollo con la nata y déjalas reposar durante 2 minuto.
7. Transfiera las tiras de pollo cocidas a los platos para servir.
8. Sirve y disfruta.

Pepinillos Fritos Con Eneldo

- 1 cucharadita de ajo en polvo
- 4 tazas de pan rallado
- 4 cucharadas de eneldo fresco picado
- 60 rodajas de pepinillos de eneldo
- 1 taza de harina común
- 1 cucharadita de sal
- 6 huevos ligeramente batidos
- 4 cucharadas de jugo de pepinillo
- 1 cucharadita de pimienta de cayena

1. Precaliente la freidora seleccionando el modo AIR FRY a 250°C.
2. Deje que los pepinillos reposen en una toalla de papel hasta que el líquido sea casi absorbido, unos 25 a 30 minutos.
3. Mientras tanto, en un recipiente poco profundo, combine la harina y la sal.
4. En otro recipiente poco profundo, bata los huevos, el jugo de pepinillos, la cayena y el ajo en polvo.

5. Mezclar el pan rallado y el eneldo en un tercer recipiente poco profundo.

6. Sumergir los pepinillos en la mezcla de harina para cubrir ambos lados; sacudir el exceso.

7. Páselas por la mezcla de huevo y luego por la mezcla de pan rallado, dando unos golpecitos para que el recubrimiento se adhiera.

8. En tandas, coloque las rodajas de pepinillo en una sola capa en la cesta de la freidora de aire; rocíelas con spray de cocina.

9. Freír los pepinillos seleccionando el modo AIR FRY a 250°C hasta que estén dorados y crujientes, 60 a 80 minutos.

10. Dar la vuelta a los pepinillos; rociar con spray de cocina.

11. Cocinar hasta que esté dorado y crujiente, otros 80 a 90 minutos.

12. Servir los pepinillos fritos inmediatamente.

Pepinillos Envueltos En Tocino

- 25 pepinillos
- 450 g de queso crema, ablandado
- 2 taza de queso cheddar rallado
- 20 a 25 rebanadas de tocino, cortadas por la mitad a lo largo

1. Rocíe la cesta de la freidora de aire con aceite de aguacate. Precalentar la freidora a 250°C.
2. Corta los pepinillos por la mitad a lo largo y utiliza una cuchara para sacar el centro.
3. Poner el queso crema y el cheddar en un bol pequeño y remover hasta que estén bien combinados.
4. Dividir la mezcla de queso crema entre los pepinillos, vertiendo cantidades iguales en el centro de los mismos.
5. Envuelva cada pepinillo relleno con una rebanada de tocino y asegure el tocino con palillos de dientes.

6. Coloque los pepinillos envueltos en tocino en la cesta de la freidora de aire, con la costura hacia abajo, y cocine durante 20 a 25 minutos, hasta que el tocino esté crujiente, dándoles la vuelta a mitad de la cocción.

Quiche De Champiñones Y Crema De Coco

- 250 g de champiñones, en rodajas
- 1 cebolla picada
- 8 huevos batidos
- 2 cucharada de cebollín, picado
- 4 cucharadas de aceite de coco
- Sal y pimienta para probar
- 120g de crema de coco
- 250 g de harina de almendras

Precaliente la freidora por 10 minutos.

2. En un tazón, combine la harina de almendras y el aceite de coco.

Presione la mezcla de harina de almendras en el fondo de una fuente para horno resistente al calor.

Coloque en la freidora y cocine por 10 minutos.

Mientras tanto, combine el resto de los ingredientes en un tazón para mezclar.

Retire la corteza y vierta sobre la mezcla de huevo.

Vuelva a colocar la fuente para hornear en la freidora y cocine durante 25 a 30 minutos a 250°C.

Tortilla De Bacon Keto

- 2 cucharadita de mantequilla
- 1 cucharadita de sal
- 1/2 de taza de leche de almendras
- 12 huevos
- 8 onzas de bacon, cortado en lonchas
- 2 cucharada de eneldo seco
- 1 cucharadita de cúrcuma

Método:

1. Bate el huevo en el bol de la batidora y añade la leche de almendras.
2. Mezclar bien la mezcla con la ayuda de una batidora hasta que quede suave.
3. Añadir la cúrcuma, la sal y el eneldo seco.
4. Precalentar la freidora de aire a 450 grados F.
5. Poner el bacon cortado en rodajas en la bandeja de la freidora de aire.
6. Cocine el tocino durante 10 minutos.

7. Ahora, dar la vuelta al bacon por otro lado y verter la mezcla de huevo por encima.
8. Cocina la tortilla durante 15 a 20 minutos más.
9. Cuando haya pasado el tiempo y la tortilla esté cocida.
10. Pásala al plato y córtala en las porciones.

Tortilla A La Pimienta

Sal y pimienta al gusto
Aceite de oliva al gusto
4 huevos pequeños
100 g de pimiento rojo
100 g de pimiento amarillo

PREPARACIÓN

1. Lavar los pimientos y cortarlos en cubos pequeños.
2. Desgranar los huevos en un bol y añadir sal y pimienta.
3. Mezclar bien con un tenedor y luego añadir los cubos de pimiento.
4. Untar una bandeja de horno con aceite de oliva y verter la mezcla en su interior.
5. Colocar dentro de la freidora de aire y hornear a 250°C durante 15 a 20 minutos.
6. Cuando termine la cocción, retire la sartén de la freidora de aire.
7. Colocar la tortilla en el plato y servir.

Ensalada De Mozzarella Y Rábano

- 2 cucharadita de sal
- 4 cucharadas de aceite balsámico
- 4 cucharadas de aceite de oliva
- 2   libra de rábanos con su parte superior, lavar y secar
- 1 libra (unos 227g) de mozzarella
- 1 cucharadita de pimienta negra molida

Método:

En a bol grande, coloque los rábanos.
Rociar con aceite, a pizca de sal y a pizca de pimienta.
Pasar los ingredientes a la Air Fryer.
Ponga el fuego a 450 grados F
Cocine durante 60 a 70   minutos.
6. Cierre la tapa y hornee.
7. Una vez cocido, cubrir con el queso.

Tortilla De Espinacas Y Queso

- 2 cucharadas de espinacas frescas picadas
- 6 huevos
- 1 taza de queso rallado (mozzarella, cheddar)

1. Batir los huevos.
2. Coloque los huevos en un molde plano apto para horno.
3. Agregue el queso y las espinacas. No revuelvas.
4. Cocine a 450 ºF durante 10 a 15 minutos en la freidora Air.
5. Comprobar la consistencia de la tortilla.
6. Si desea una tortilla más dorada, cocine por 1 a 5 minutos más.
7. Disfrútalo con pan, ketchup o cualquier otro condimento que prefieras.

Huevo Tomate Desayuno

- 4 cucharadas de cebolla
- Pimienta sal
- 4 huevos
- 250 g de queso cheddar
- 120 ml de leche de coco
- 250 g de tomates

1. Tomates, cebolla picada, queso cheddar, rallado.
2. En un tazón grande, agregue todos los ingredientes excepto el queso y revuelva para combinar.
3. Vierta la mezcla del tazón en la fuente para hornear de la freidora y espolvoree queso encima.
4. Colocar en la freidora y cocinar a 250 °C durante 60 a 65 minutos.
5. Sirve y disfruta.

Pollo Alepo Al Limón

- 120g de orégano
- 700 de romero picado
- 12 dientes de ajo picados
- Sal y pimienta para probar
- 1800 g de pollo entero, sin espinas y cortado en mariposa
- 500 de aceitunas verdes, sin hueso y partidas
- 120 g de pimienta de Alepo
- 120 ml de jugo de limón fresco

1. Coloque la pechuga de pollo hacia arriba y corte las pechugas.
2. Con las palmas de las manos, presione contra el esternón para aplanar los senos o puede quitar los huesos por completo.
3. Una vez quitadas las espinas, sazona el pollo con sal, pimienta, ajo, pimienta, romero, jugo de limón y orégano.

4. Deje marinar en la nevera durante al menos 10 a 15 horas.
5. Precaliente la freidora a 250 °C.
6. Coloque el accesorio de parrilla en la freidora de aire.
7. Coloque el pollo en la parrilla y coloque las aceitunas alrededor del pollo.
8. Ase a la parrilla durante 2 hora y asegúrese de voltear el pollo cada 20 minutos para que se asen uniformemente.

Huevos De Pimiento Morrón

- 190 g de jamón cocido; Cortado
- 15 huevos grandes
- 1/2 de cebolla mediana; pelado y picado
- 8 pimientos verdes medianos
- 500 g de queso cheddar suave

1. Corta la parte superior de cada pimiento.
2. Retire las semillas y las membranas blancas con un cuchillo pequeño.
3. Coloque el jamón y la cebolla en cada pimiento.
4. Casca 4 huevos en cada pimiento.
5. Cubra con 80 a 90 g de queso por pimiento. Colóquelo en la cesta de la freidora.
6. Ajuste la temperatura a 250 °C y programe el temporizador durante 20 a 25 minutos.
7. Cuando estén completamente cocidos, los pimientos estarán tiernos y los huevos firmes.

8. Servir inmediatamente.

Papas Recetas De Tocino

- 2 cucharada de aceite de oliva
- 4 huevos
- sal y pimienta negra
- 4 manantiales de romero
- 8 rebanadas de tocino
- 8 papas
- 12 dientes de ajo

1. Papas peladas y cortadas en cubos medianos, huevos batidos.
2. Dientes de ajo picados, rebanadas de tocino, ramitas de romero picadas.
3. En la sartén de la freidora, mezcle el aceite con el ajo, el tocino, las papas, el romero, la sal, la pimienta y los huevos y bata.
4. Cocer las patatas a 250 °C durante 35 a 40 minutos.
5. Sirve y disfruta.

Frittata De Desayuno Conveniente

- 2 empanada de salchicha
- Pimienta sal
- 4 huevos grandes
- 4 cucharadas de queso cheddar
- 2   cucharada   de   mantequilla derretida
- 2 cucharada de cebolletas
- 2 cucharada de pimientos morrones

1. Pimientos morrones, cebollas tiernas, hamburguesa de salchicha picada.
2. Agregue la hamburguesa de salchicha a la fuente para hornear de la freidora.
3. Cocine en la freidora de aire a 2 80 °C durante 10 minutos.
4. Mientras tanto, en un tazón mezcle la pimienta, los huevos y la sal.
5. Agregue los pimientos y las cebollas y revuelva bien.
6. Vierta la mezcla de huevo sobre la hamburguesa de salchicha y revuelva bien.

7. Espolvorear con queso y cocinar en la freidora a 250 °C durante 10 minutos.
8. Sirve y disfruta.

Milanesa De Pollo

- 8 pechugas de pollo
- Aerosol para cocinar
- 1/2 taza de queso parmesano, rallado
- 1 taza de pan rallado

Salsa:

- 4 cucharaditas de aceite de oliva
- 2 chalota picada
- Sal y pimienta al gusto
- 1 taza de hojas de albahaca fresca
- 2 tazas de tomates uva
- 1/2 taza de vino tinto

Método:

1. Mezcle el queso parmesano y el pan rallado en un bol.
2. Cubra el pollo con esta mezcla.
3. Rocíalo con aceite.
4. Freír al aire a 450 grados F durante 15 a 20 minutos por lado.

5. Agregue los ingredientes de la salsa a una sartén a fuego medio.
6. Cocine a fuego lento durante 10 a 15 minutos.
7. Vierta la salsa sobre el pollo.
8. Sirve y disfruta.

Croquetas De Desayuno Con Espárragos Y Huevo

- 250 ml de leche al 2 por ciento
- 6 huevos batidos grandes
- Spray para cocinar
- 6 cucharadas manteca
- 1/2 cucharadita de pimienta
- 1/2 cucharadita de sal
- 12 huevos grandes, duros y picados
- 160 g de queso cheddar rallado
- 250 g rodaja de espárragos frescos
- 2 cucharada de estragón fresco picado
- 900 g pan rallado panko
- 250 g de cebollas verdes en rodajas
- 6 cucharadas de harina para todo uso

1. Derrita la mantequilla en una cacerola grande a fuego medio.

2. Agregue la harina y revuelva hasta que quede suave.

3. Cocine mientras revuelve durante 5 a 10 minutos hasta que se dore ligeramente.

4. Batir lentamente la leche.

5. Cocine mientras revuelve hasta que la mezcla se espese.

6. Agregue el estragón, el queso, la pimienta, la sal, las cebollas verdes, la apsara, el gus y los huevos duros. Enfriar durante al menos dos horas.

7. Precaliente la freidora de aire a una temperatura de 250°C. Forme 120 g de la mezcla de huevo en 10 a 15 óvalos largos de 6 pulg. Coloque los huevos y el pan rallado en diferentes tazones poco profundos.

8. Enrolle los troncos en migas para cubrirlos y sumérjalos en el huevo.

9. Enrolle una vez más en migas y golpee suavemente para ayudar a que la capa se adhiera.

10. Trabajando en lotes, coloque las croquetas en una bandeja engrasada en la cesta de la freidora en una sola capa. Rocíe con aceite en aerosol.
11. Freír al aire durante 15 a 20 minutos hasta que estén doradas.
12. Voltee y rocíe con aceite en aerosol.
13. Continúe cocinando durante 10 a 15 minutos hasta que estén doradas.

Pasta Orecchiette Con Patatas Y Alcachofas

Ingredientes:

- •4 cucharadas de aceite
- •4 hojas de tomillo
- •Salas
- •200 g de pasta orecchiette
- •6 patatas
- •6 alcachofas

Procedimiento:

1. Precalentar la freidora a 250. Lavar las patatas bajo el grifo, pelarlas y cortarlas en rodajas.
2. Limpiar y cortar las alcachofas, en particular: cortar la parte superior y quitar los tallos y las espinas.
3. Recomiendo poner las alcachofas en remojo durante unos minutos.
4. Verter las verduras cortadas en la cesta de la freidora de aire, rociar 4

hilos de aceite, 2   puñado de sal y cocinar durante unos 60 minutos.

5. Preparar las orecchiette: hervir en la olla durante 15 a 20 minutos.

6. Recomiendo comprobar el tiempo de cocción de las verduras; si aún no están listas, dejarlas cocer otros 8 minutos.

7. Colar la pasta y añadir las verduras, sazonar con tomillo y albahaca.

Dorada Con Lima Y Cilantro

- 6 expedientes
- Sal y pimienta al gusto
- Aceite de oliva al gusto
- 4 filetes de dorada de 200 g cada uno
- 2 ramita de cilantro picado
- 40 g de azúcar de caña

PREPARACIÓN:

1. Lavar y secar las limas, rallar la cáscara y colar el zumo en un bol pequeño.
2. Añada al zumo de lima la sal, la pimienta, el azúcar moreno y 4 cucharadas de aceite de oliva.
3. Remover hasta conseguir una emulsión homogénea y reservar momentáneamente.
4. Lavar y secar los filetes de dorada y retirar todas las espinas.

5. Unte una bandeja de horno con aceite de oliva y coloque los filetes de dorada dentro.
6. Rocíelos primero con la emulsión y luego con la ralladura de lima y el cilantro picado.
7. Colocar la bandeja en la freidora de aire y cocinar a 250°C durante 2 10 minutos.
8. Cuando termine la cocción, retire la sartén de la freidora.
9. Dejar reposar un par de minutos y colocar la dorada en los platos de servicio.
10. Rociar con el jugo de la cocción y servir.

www.ingramcontent.com/pod-product-compliance
Lightning Source LLC
Chambersburg PA
CBHW060706030426
42337CB00017B/2787